SEXO EN LA OFICINA!

LEVI ORIÓN

1

¡CAPTADO EN INTERNET!

Ni en mis sueños más salvajes podría haber imaginado lo que mi computadora estaba proyectando en la pantalla hoy.

Me había sentado solo frente a la computadora y, siguiendo una fantasía erótica, había buscado en Google.

A menudo me preguntaba si algunas de las mujeres que conocía compartirían mi pasión por los placeres secretos en la PC.

Había suficientes fotos y videoclips de aficionados publicados en Internet. Pero la última patada de reconocimiento me había sido negada hasta ahora.

Que genial sería encontrar a mi vecina oa la dependienta de la ema desnuda en internet. La vendedora de la ema era una jovencita muy erótica. La última vez que fui de compras, le dijo a un cliente que su esposo la había dejado. Hasta ahora no me he atrevido a hablar con esta mujer soñada porque soy tímido cuando se trata de mujeres. Navegar por Internet está bien, pero en realidad estaba cohibido.

De repente, el motor de búsqueda de Internet me mostró una página donde los esposos cornudos pueden publicar fotos de sus (ex) esposas.

Hice clic en la página y se me pidió que ingresara el nombre de una persona que estaba buscando. ¡Maldita sea! ¿Cómo se llamaba la vendedora de ema?

Era un nombre con una "A", eso lo recordaba.

Empecé a escribir todos los nombres que "A" me inició en orden.

Cuando escribí "Ela" me atraganté y tosí. ¡Vi unas diez imágenes altamente eróticas de una hermosa mujer que conocía!

¡Era mi colega de trabajo Ela Schmid, que trabaja en la oficina contigua a la mía!

Ela! ¡guau!

Los dos somos empleados de una editorial. En total, en la empresa trabajan más de cincuenta personas, de las cuales casi la mitad son mujeres.

¡Ela Schmid es, con mucho, la más bonita de nuestra compañía!

Mide alrededor de 1,70 m, es muy delgada y atlética. Ella tiene un hermoso cabello castaño oscuro rizado. Sus pechos son la razón principal por la que la llamo la mujer más sexy que conozco. Supongo que su talla de copa es "C". La forma es, como fácilmente se puede adivinar debajo de sus blusas ajustadas, especialmente en verano, el martillo absoluto. Sin importar si vestía blusa o suéter, sus senos siempre eran llamativos. Si alguna vez se inclinó frente a mí, por ejemplo para sacar un archivo del último cajón de nuestro archivador, ya tuve la oportunidad de mirar la base de sus senos varias veces. Sin embargo, todo entre nosotros siempre había permanecido bastante inofensivo, incluso si ella a veces coqueteaba conscientemente con sus encantos. Pero yo, como hombre casado, y ella, como mujer que ha estado en una relación durante muchos años, nunca hemos estado en una situación complicada.

¡Las fotos en Internet eran claramente fotos privadas!

Ela sonrió seductoramente al camarógrafo invisible.

Las primeras fotos eran relativamente inofensivas y la mostraban quitándose la camiseta diminuta y revelando un sostén de encaje negro.

Luego vinieron los vaqueros. Entonces se podía ver como lentamente se quitaba el sujetador y las bragas.

Solo mirar estas fotos me dejó sin aliento.

Mi pene cobró vida y se presionó contra mis pantalones.

En las siguientes fotos, Ela estaba recostada en un gran sofá negro y claramente se estaba divirtiendo. Aparentemente estaba excitada, porque sus pequeños pezones castaños claros se erguían visiblemente bajo sus caricias.

En las últimas tres imágenes de la serie estaba acostada boca arriba. ¡Sus piernas estaban abiertas y mostraban profundas percepciones!

La mano izquierda yacía junto a su vello púbico castaño, la mano derecha sobre su pecho.

Mi polla ahora estaba muy dura y palpitaba con avidez en mis pantalones. Abrí la cremallera de mi pene, liberándolo de su prisión y comencé a masturbarme.

Como había imaginado en mi secreto "Ela Fantasy", estaba parcialmente rapada y solo dejaba una estrecha franja de su vello púbico castaño sobre su paraíso.

Aunque quería capturar la magia de este descubrimiento y disfrutar de mi propia excitación el mayor tiempo posible, después de un corto tiempo me sentí violento y descontrolado, casi como teniendo sexo por primera vez.

Luego me senté frente a la pantalla durante minutos, como paralizado.

Después de un tiempo, guardé las fotos y terminé mi sesión de Internet.

Había pensado en mi descubrimiento durante la noche y fui a la oficina con determinación, pero con las piernas temblorosas.

Las primeras horas estaban previstas para reuniones y llamadas telefónicas. Traté de concentrarme en mi trabajo, que sorprendentemente lo manejaba relativamente bien.

Justo antes del mediodía, como de costumbre, salí a fumarme un cigarrillo. Después de unos minutos, la puerta se abrió y salió Ela. Los saludó amistosamente y encendió un cigarrillo.

Estábamos solos en la zona de fumadores y decidí ser valiente.

"Uh, Ela, necesito hablar contigo en privado".

Ella me sonrió sorprendida.

"¿Oh, sí? ¿Qué hay que discutir?

Me sonrojé levemente.

"El tema es un poco delicado. No quiero que nadie nos escuche o nos escuche", dije con incertidumbre.

"¿Pequeño? Tengo curiosidad. Ella respondió con una sonrisa. "Espero que no para mí".

La miro y me doy cuenta de que estaba particularmente bonita ese día. En mi mente tenía sus imágenes íntimas frente a mí.

Tomé una respiración profunda.

"En realidad, se trata de ti", respondí.

Ella me miró un poco confundida.

"No entiendo lo que quieres decir. ¿Podrías finalmente decirme de qué se trata?"

"¿Sigues con tu novio?" Empecé a preguntar.

Una sombra oscura cruzó su rostro. Después de un momento de vacilación, me dijo que rompió con él hace dos semanas porque tenían planes diferentes para el futuro.

"Fue difícil, pero probablemente la mejor solución para los dos", explicó, cabizbajo.

"Pero él parece ver las cosas de manera diferente. Eso nos lleva al tema real. Ahora se está poniendo incómodo, pero tengo que contarte todo".

Ela escuchó atentamente y me miró con curiosidad con sus hermosos ojos verdes.

"Navego por Internet de vez en cuando. A veces miro fotos eróticas".

Katja se sonrojó un poco.

"¿Por qué me dices esto? Esto no va a ser una recogida torpe, ¿verdad?"

Negué con la cabeza.

"¡De ninguna manera! Anoche aterricé en una página inusual. Allí, hombres abandonados han subido fotos eróticas de sus ex esposas. Para resumir, encontré fotos eróticas tuyas allí".

Ahora estaba fuera, pero Ela no parecía entender todavía.

"¿Dónde me viste? ¿¿En Internet??"

La miré a los ojos.

"¡Pero desafortunadamente! Tu exnovio parece haber publicado algunas de tus fotos privadas: te he visto más de lo que debería importarme".

Abrió mucho los ojos y se tapó la boca con la mano.

"¿Qué viste? ¿Qué fotos? ¿Cuál es el nombre de la maldita página?" ella gruñó en estado de shock.

Intento calmarla.

"No tienes que avergonzarte, haré algo..."

Ella debe haberme interrumpido.

"¿Qué viste? Y ahora dime exactamente dónde puedo encontrar este sitio web".

Le di la dirección web.

“Estás completamente desnudo en la mayoría de las fotos, a veces parece que te estás masturbando. Creo que deberías reaccionar inmediatamente antes de que las imágenes circulen por la red y más conocidos puedan verlas. Sólo espero que no estés demasiado enojado conmigo. No tienes que estar incómodo. ¡No se lo diré a nadie, lo prometo!"

Silencio. Miró avergonzada al suelo, se sonrojó levemente y comenzó a llorar en voz baja. Luego saltó y corrió hacia la casa. No vi ni oí nada de ella durante el resto del día.

Hacia la tarde un compañero me dijo que Ela se había tomado medio día libre y se fue de la empresa al mediodía.

Por la noche me senté frente a mi computadora e hice clic en el sitio web en cuestión.

Como ya había adivinado, el enlace a las fotos de Ela había sido revisado. Después de hacer clic en el título, apareció un mensaje de que las imágenes se habían eliminado de la oferta a pedido del propietario.

Me alegré de que Ela lograra bloquear su página tan rápido, pero también sentí un poco de decepción.

Como si solo, abrí la carpeta de mi disco duro en la que había guardado sus fotos.

Hice clic en sus fotos y comencé a masturbarme mi polla tiesa. Con creciente excitación, me froté cada vez más rápido, chorreando violentamente por todo mi escritorio.

A la mañana siguiente, un sábado, conduje hasta la oficina para trabajar en algunas transacciones pendientes. Como suele ser el caso los sábados, estaba solo en la empresa. Mis compañeros hubieran preferido disfrutar del fin de semana.

¡A última hora de la mañana escuché ruidos!

Me levanté y salí al pasillo a comprobar. La puerta principal se abrió y Ela entró en el pasillo. Ella me vio, miró hacia abajo con incertidumbre y vino hacia mí.

"Pensé que estarías aquí hoy. ¿Estamos solos o hay alguien más?" ella preguntó.

"Estamos solos", respondí con voz ronca.

"Me gustaría volver a hablar contigo sobre lo de ayer", dijo.

Asentí con la cabeza. Fuimos juntos a mi oficina. Se sentó en una silla de visitas frente a mi escritorio. Tengo dos tazas de café de la cocina.

Cuando regresé, Ela estaba sentada con las piernas cruzadas en la silla y miraba por la ventana. Tuve la oportunidad de mirarla desapercibida por un momento.

Llevaba una minifalda negra y una blusa blanca. Su parte superior estaba bastante ajustada y, para empeorar las cosas, se había desabrochado los tres botones superiores para que pudieras ver bien su escote desde arriba.

Llamé la atención, serví el café y me senté en mi escritorio.

"Encontré la página", comenzó a tartamudear. "Las imágenes se borraron de inmediato. El operador me envió un correo electrónico después de media hora y se disculpó".

Le confirmé que también había visto eso la noche anterior.

Ella me sonrió.

"Estás bastante a menudo en la red, ¿no es así?"

Asentí con la cabeza un poco avergonzada.

"Por cierto, te agradezco tu franqueza", continuó. "Nunca pensé que ese cerdo publicaría mis fotos. Me hizo ver como una puta con eso".

Luego se enderezó y me miró directamente a los ojos. "¿Las imágenes realmente te excitaron?"

Me sonrojé y tartamudeé.

"Uhh, sí, bueno, fueron muy estimulantes y... uh, mierda, sí, por supuesto que me emocionaron. ¡Lo siento, pero así fue!"

Ella asintió con la cabeza y sonrió.

"¿Y? ¿Te masturbaste?

¡Auge!

Ahora lo tácito estaba fuera y yo estaba en un aprieto. Por un lado, le avisé de inmediato para que ella decidiera qué hacer, por otro lado, por supuesto, no había tenido otros pensamientos que mi colega masturbándose durante dos días.

Miré a Ela con vergüenza.

"Simplemente no pude evitarlo," tartamudeé. "Tus fotos eran tan sensuales que tuve que hacerlo".

En ese momento pensé que me hundiría en el suelo. Me sentí avergonzado frente a mi joven colega. Al mismo tiempo, sin embargo, noté que la sangre no solo me subía a la cara, sino que mis pantalones se apretaban lentamente.

Ela jugó brevemente a la ofendida con una sonrisa pícara.

"Genial, ahora me he convertido en la plantilla secreta de idiotas de mi compañero de trabajo".

Temí una escena legítima e imaginé cuáles serían las consecuencias de mi confesión ante ella si alguien en la empresa se enteraba.

Sin embargo, Ela parecía completamente relajada y bebió su café distraídamente. Entonces, de repente, ella preguntó.

"¿Qué es lo que más te gustó de las imágenes? Quiero decir, ves hechos desnudos todo el tiempo, especialmente cuando los buscas específicamente en Internet".

Me alegré de que Ela no tuviera ningún pensamiento de vergüenza.

Mi sentido de vergüenza lentamente dio paso a otro sentimiento, que apenas puedo expresar con palabras.

¡Había una emoción especial en el aire!

Me preguntaba qué había realmente especial en sus fotos para mí.

"Creo que al principio fue porque eras tú. Realmente no debería decirlo, pero creo que eres la mujer más atractiva del mundo".

Me sonrojé un poco ante esa admisión. Pero realmente me sentía así y lo decía en serio.

Ela me miró pensativa.

"He estado pensando mucho en ti", continué.

"¿Qué tipo de pensamientos, qué quieres decir?" preguntó con curiosidad.

“Bueno, en ciertas situaciones cotidianas, a veces una mirada tuya, un gesto, es suficiente para estimular mi imaginación. Por ejemplo, te he observado cuando tu escote permitía ver tus senos más de lo normal en ciertas situaciones. Entonces me puse a pensar qué se pone debajo de la blusa. ¿De qué color es su sostén? ¿Hace juego con las bragas?

Ella sonrió y pareció enderezar inconscientemente la espalda. La tela de su blusa se estiró y me tambaleé.

"Uhhh," tartamudeé, mirando su escote. "Como ahora. Tu movimiento pone en marcha mi imaginación. Me hace preguntarme cómo se ven tus senos, qué tamaño tienen tus pezones, err lo siento, me refiero a tus pezones".

Ela no pareció importarle que yo estuviera mirando sus pechos en ese preciso momento.

"No les habría dado crédito a ustedes, los hombres, con tanta imaginación. Pensé que el cine mental era más dominio de nosotras, las mujeres".

"Todo el mundo tiene fantasías secretas, ¿verdad? ¿Tú no?" Pregunté un poco más valiente.

Ela parecía haber estado esperando esa pregunta.

"Por supuesto, así fue como se tomaron mis fotos. Siempre me ha parecido muy emocionante mostrarme. No me malinterpretes, no soy exhibicionista, pero el puntapié es dar, mostrar, revelar algo de ti mismo en determinadas situaciones, de forma totalmente temeraria sin pensar en las consecuencias, o precisamente por las posibles consecuencias. Siempre asumí en secreto que mi exnovio también podría mostrar estas fotos y meterme en problemas. Pero en ese entonces, eh, quiero decir, la noche que entró con su cámara y me preguntó si le haría un pequeño espectáculo, estaba más asustada y al mismo tiempo más emocionada de lo que había estado en un largo tiempo."

Cuando pronunció las últimas palabras, se sintió avergonzada en el suelo. Luego se movió de un lado a otro en su silla.

Sentí que ya no era el único que peleaba una batalla interna con mis hormonas esa mañana.

"Probablemente eso es lo que me fascinó tanto de las fotos. Esto no solo me dio una visión íntima, o incluso mejor, voyerista de tu privacidad, sino que de alguna manera sentí un cosquilleo similar al que acabas de describir. De imagen en imagen obtuve más y más más inquieta y me preguntaba hasta dónde llegará?, ¿cuánto se nota?, sentí que lo hacías solo para mí. Después de las primeras fotos, siempre quise más. Cuando vi tus tetas, con las que siempre soñé. , el mío fue, eh... cómo decirlo..."

Ela interrumpió mi tartamudeo con una sonrisa.

"¿Te refieres a tu polla?"

Asentí con alivio y me alegré de su forma sencilla.

"Sí, uhhh, bueno, mi polla estaba dura en segundos y comencé a frotarla. Luego, en algún momento, fue el turno de tus bragas y me volví loco. Cuando digo tu vello púbico castaño, me chorreé sobre el escritorio".

Después de un momento de vacilación, agregué.

"Similar a la situación en este momento".

Ela miró hacia arriba y respiró hondo.

“Estoy aliviada. Pensé que era la única aquí que se estaba volviendo loca. Y como ya me vieron en acción, les diré algo más”, hizo una pausa por un momento antes de continuar en voz baja. Estoy tan mojada en este momento que puedo oler mi aroma".

Se echó hacia atrás de manera demostrativa y abrió las piernas de modo que vi algo blanco asomándose por debajo de su minifalda.

Un silencio cayó entre nosotros mientras cada uno observaba las reacciones del otro. Primero rompí el silencio.

"Cuando lo hiciste tú mismo en la sesión de fotos, terminaste lamiendo tus dedos. ¿Fue por accidente o lo haces con más frecuencia?"

Ella levantó las cejas y vaciló. Luego se recompuso. "Hago esto mucho cuando me masturbo, me gusta mi gusto por la intimidad. Me pone aún más caliente. ¿A ti tampoco?"

No sabía exactamente a qué se refería.

"Desafortunadamente, nunca tuve la oportunidad de probar tus gustos íntimos, así que no puedo decir".

Le sonreí y ella también se rió.

"Bueno, en primer lugar, no quise decir eso, y segundo, eh... ¿te gustaría?"

Pensé que había oído mal, pero ella me miró con coquetería. Su mano izquierda vagó lentamente hacia sus pechos.

¡Claramente!

Ela empezó a desabrocharse la blusa. Podía ver la parte superior de sus pechos debajo de su sostén casi transparente. La miraba embelesado cuando de repente se detuvo.

"Sé que estás casado y no quiero meterte en problemas. Además, personalmente no sé cómo se supone que debo continuar. Pero dado lo que hemos experimentado en los últimos días, tengo esta sugerencia: ¡No hay sexo! Cada uno por su lado y la cosa se queda entre nosotros para siempre. Tienes mi palabra. Piénsalo ahora y no digas nada. Si no quieres, levántate y llévame al puerta, entonces el capítulo ha terminado. Pero si lo quieres ahora, es tu turno, porque ya me has visto haciéndolo. ¡Creo que merezco una pequeña compensación! ¡Me encantaría ver tu polla dura!

Me miró fijamente y esperó mi reacción.

Pensé febrilmente y repasé mentalmente todas las preocupaciones morales.

Cuando Ela se inclinó hacia un lado por un momento para alcanzar su taza de café, mi mirada se posó automáticamente en sus senos medio cubiertos. Pude ver el acercamiento lateral y esta curva me robó el último remanente de decencia y moralidad.

Empujé mi silla hacia atrás, me puse de pie y me desabroché los pantalones. Sin comentarios, me los bajé junto con mis calzoncillos y me expuse frente a mi colega claramente interesado.

Mi virilidad había crecido a su tamaño completo en el transcurso de nuestra conversación y ya me dolía. Agarré mi pene y lentamente comencé a tirar de mi prepucio hacia adelante y hacia atrás. Ella me miró y sentí que su respiración se aceleraba. Al cabo de un rato se desabrochó los últimos botones de la blusa y los dejó deslizarse por los brazos. Enderezó la espalda y por primera vez pude mirar sus pechos sin secretos. Sus pezones obviamente ya estaban bastante duros y claramente visibles bajo la delicada tela de su sostén. A pesar de mi emoción, noté en ese momento que su copa estaba adornada con encaje negro en los bordes exteriores.

Sólo la parte superior era transparente.

Gemí suavemente ante la vista y sentí que un sueño anhelado por mucho tiempo estaba a punto de hacerse realidad en ese momento. Mi suave suspiro hizo que Ela mirara hacia arriba. Ella me miró a los ojos y me dio una sonrisa inocente.

Sin romper el contacto visual, se estiró hacia atrás y se desabrochó el sostén, deslizando los tirantes por sus hombros. Luego dejó la ropa a un lado y estiró sus pechos hacia mí.

¡Apenas podía creer mi suerte y me masturbé como obsesionado!

Una primera gota de mi líquido ya se había formado en mi glande y aseguró una lubricidad agradable.

El chasquido hecho por los movimientos de mi mano pareció complacer a Ela, porque volvió su mirada hacia la parte inferior de mi cuerpo y lentamente se lamió los labios con la lengua.

De repente rompió nuestro silencio anterior.

"No puedo soportarlo más, tengo que hacerlo ahora también. Y quiero que me vigiles de cerca. ¿Listo?"

Solo asentí y la miré fijamente mientras levantaba ligeramente su trasero y bajaba su minifalda y bragas con unos pocos movimientos.

Con su mano izquierda acarició suavemente sus pezones en un movimiento circular mientras su otra mano se acercaba a la tira de su vello púbico.

Abrió las piernas y pude verla acariciando alternativamente dos dedos a través de sus labios.

Aparentemente quería tomarse su tiempo y saborear su emoción. O quería volverme loco con eso. Sin embargo, no parecía tener prisa, solo tocaba de vez en cuando, como por casualidad, la parte superior de su paraíso, donde podía ver su clítoris asomando a medias debajo de una caperuza.

En ese momento tuve la sensación de que todas las sinopsis me quemarían. Un sentimiento, una emoción como la primera vez fluyó por mi cuerpo.

Dejé caer mi mano de mi miembro y aún así mi excitación siguió aumentando, por lo que todo mi cuerpo comenzó a temblar ligeramente. Seguí la escena irreal solo con mis ojos y el tirón en la parte inferior de mi glande anunció el próximo clímax.

"¡Estoy fuera de control! Me estás matando", gruñí.

Ela me miró con una sonrisa traviesa. Empujó lentamente el dedo medio de su mano activa en su cueva obviamente muy húmeda y lo sacó de nuevo poco después.

Con deleite lo llevó a su boca.

En ese momento me había pasado todo y me derramé en varios borbotones sobre el escritorio entre nosotros.

Mientras tanto, Ela se acariciaba el clítoris con dos dedos y con la otra mano amasaba el pezón de su seno derecho.

Después de unos momentos, comenzó a gemir suavemente.

Todo su abdomen sufrió espasmos. Estiró su vagina abierta en mi dirección. Temblando por un orgasmo violento, gimió y luego cayó hacia atrás en su silla, inerte.

Nadie se movió durante unos segundos.

Entonces Ela rompió el silencio con una tímida sonrisa.

"¿Te arrepentirás de esto alguna vez? Nunca había hecho algo así antes. ¿Deberíamos ponernos manos a la obra ahora o no podemos volver a mirarnos a los ojos?"

"Experimentaría esos momentos contigo más a menudo", respondí, tartamudeando.

Ela sonrió y luego asintió con la cabeza.

"De nada, me gusta mucho tu polla. Me gustó cómo te corriste en el escritorio. Realmente deberíamos hacerlo de nuevo".

Ella deslizó su dedo entre sus labios. Escuché el sonido de un chasquido mientras se penetraba. Luego sacó su dedo mojado y se puso de pie, dando un paso justo a mi lado.

"Pero solo si te gusta mi jugo genital".

Me tendió el dedo.

Asentí con la cabeza y abrí la boca.

2

CORREO ELECTRÓNICO DE USTED!

Lena estaba más nerviosa de lo que había estado en mucho tiempo cuando salió de la estación de metro en el centro de Munich en esta mañana de primavera y caminó los pocos metros hasta el complejo de oficinas de su nuevo empleador.

Esperaba que este fuera uno de esos días que recordarás con cariño en los años venideros porque marcaría el comienzo de un nuevo capítulo en tu vida.

Perdió su último trabajo cuando rechazó a su jefe. Quería agarrarla por debajo de la falda mientras trabajaba.

Un puñetazo de Lena puso fin a esta acción suya. Una firma de él puso fin a su empleo.

La razón que dio fue que ella caminaba constantemente con faldas ajustadas frente a sus ojos.

Lena todavía sentía una rabia impotente hoy cuando recordaba a su último jefe. Por supuesto, prestó atención a su apariencia y le gustaba usar faldas ajustadas en la oficina. Pero, ¿significa esto una invitación a buscar a tientas?

Había cumplido 25 años el mes pasado y estaba justificadamente orgullosa de su cuerpo delgado y piernas bien formadas. Su cabello rubio le llegaba a los hombros y enmarcaba su atractivo rostro con brillantes ojos azules.

La oficina de empleo de Munich medió en dos ofertas de trabajo. Las entrevistas fueron bien. Su futuro jefe, a quien conoció durante la segunda entrevista, le causó muy buena impresión.

Lena sintió internamente que esta vez todo estaba bien.

Sólo una cosa la inquietaba. Durante la segunda entrevista, se enteró de que su nuevo jefe disfrutaba del privilegio de tener dos asistentes al mismo tiempo porque llevaba muchos años en la empresa. Lena tendría que trabajar muy de cerca con este colega aún desconocido.

"Si eso es una perra, entonces las cosas pueden ser divertidas", pensó nerviosamente. Al final, dada su situación, no tuvo más remedio que embarcarse en esta aventura.

Lena se presentó a la recepcionista a tiempo.

Poco tiempo después, el empleado de recursos humanos responsable de ella la recogió y la llevó a su futura oficina.

"Sarah, te traje a alguien", gritó la mujer en voz alta desde el otro lado de la habitación.

Lena notó cómo una persona alta y de cabello oscuro se levantaba de un grupo de mesas y se acercaba a ellos. Incluso antes de haber intercambiado una palabra con su nuevo colega, de alguna manera ya sabía que todos sus temores habían sido completamente infundados.

"Hola, soy Sarah y tengo muchas ganas de conocerte".

Las dos mujeres se dieron la mano brevemente.

Lena notó de inmediato la naturaleza amistosa y abierta de su nuevo colega. Ella estima que Sarah tiene poco más de 30 años. Llevaba jeans negros ajustados, una blusa blanca y se veía bastante oriental con su largo cabello negro. Lo más llamativo, sin embargo, eran sus ojos oscuros y los enormes pechos que se adivinaban bajo la blusa.

Sarah condujo brevemente a Lena a través de la oficina que las dos tenían que compartir con tres señoras mayores de Cuentas por pagar. Luego condujo a Lena a la parte trasera de la oficina, que ahora se convertiría en su nuevo hogar profesional. El grupo de mesas estaba formado por dos amplios escritorios colocados directamente uno frente al otro, a la izquierda de un tabique con una ventana de vidrio. Detrás de la cual obviamente estaba la oficina de su nuevo jefe.

"El Dr. Burgmeister se encuentra actualmente en Moscú. No regresará hasta el final de la semana. Así que puedo mostrarles todo de una manera relajada".

"Genial, entonces comencemos", respondió Lena, que estaba ansiosa por el momento que se avecinaba.

Resultó incluso mejor de lo que Lena se había atrevido a soñar.

Su jefe resultó ser un adorable anciano que cuidaba a sus dos "niñas" de manera amistosa. Casi parecía incómodo cuando tenía que delegar tareas en ambos.

Lena estaba en la misma longitud de onda con Sarah como rara vez había experimentado antes. No pasó mucho tiempo antes de que las dos mujeres solo tuvieran que mirarse para saber lo que estaba pensando la otra.

Pronto los dos salieron juntos después del trabajo e hicieron que los bares, restaurantes y tiendas de Munich fueran inseguros.

Ahora era junio y las temperaturas de la tarde en la oficina se estaban volviendo incómodas de forma lenta pero segura.

Las habitaciones tenían aire acondicionado, pero solo se permitía que funcionara en el nivel más bajo. Su jefe estaba nuevamente en un viaje de negocios, por lo que ambas mujeres tenían una rutina diaria tranquila.

Un correo electrónico de Sarah apareció en la bandeja de entrada de Lena.

Aunque ambas mujeres se sentaron directamente una frente a la otra, llevaron a cabo gran parte de su conversación por correo electrónico para no dar motivo de queja a nadie.

"¡Eso no puede ser verdad! ¿Has visto los zapatos de Schmid?"

Lena sonrió mientras escribía la respuesta.

"¡Me gustaría quitarme los zapatos con el calor! Deberíamos poder trabajar desnudos".

"Hazlo, pedazo cachondo. Me encantaría verlo".

Lena tuvo que reírse a carcajadas cuando leyó la respuesta de Sarah. Ella escribió su respuesta.

"Te gustaría eso, ¿no? Pero te diré una cosa, mañana dejaré la ropa interior".

Cuando Sarah leyó el correo electrónico de Lena, hizo una expresión divertida y escribió la respuesta.

"Imagínate, ya tuve la idea esta mañana".

Lena miró a su colega con los ojos muy abiertos.

"¿De verdad?"

Sarah sonrió mientras escribía

"No estoy usando bragas hoy, si eso es lo que quieres decir".

"¡Oh, vamos, estás bromeando!"

Sarah vaciló por un momento antes de escribir la respuesta.

"¡Míralo si no me crees!"

Se deslizó un poco hacia adelante en su silla y miró desafiante a Lena.

Lena estaba bastante estupefacta en ese momento, había llegado a conocer muy bien a Sarah durante las últimas semanas, pero no había conocido este lado de su colega antes. Podía leer en su rostro el placer ladrón de confundirla así.

"No puedo arrastrarme debajo del escritorio y mirar debajo de su falda ahora", pensó Lena. Sin embargo, sintió un cierto hormigueo en el estómago al mismo tiempo y no podía negar que estaba tentada a jugar este juego.

Perdida en sus pensamientos, dejó caer su pluma, que rodó debajo del escritorio.

"Creo que se te cayó algo", dijo Sarah un poco más alto de lo que debería haber sido. Lena la fulminó con la mirada desde el otro lado del escritorio, echó hacia atrás la silla de la oficina y se inclinó para coger el bolígrafo.

El bolígrafo había rodado una corta distancia debajo del escritorio. Lena podría haberlo levantado en una posición sentada, pero aún así se deslizó lentamente de la silla hasta quedar arrodillada a cuatro patas debajo de su escritorio. Bajó la mirada al suelo, alcanzando el bolígrafo mientras levantaba lentamente la cabeza.

El trasero de Sarah fue empujado hasta el borde delantero de la silla. Había abierto las piernas tanto como le permitía su falda corta.

Lena se congeló cuando miró entre las piernas de su colega por primera vez. Su zona íntima estaba cubierta por vello púbico negro.

Lena nunca pensó que la vista de una mujer desnuda pudiera fascinarla tanto. Literalmente tuvo que apartarse de la vista y salió de debajo de su escritorio otra vez. Allí buscó torpemente un lugar donde dejar la pluma.

Por el momento no se atrevió a mirar a su colega a los ojos.

Había un nuevo correo electrónico en su bandeja de entrada.

"¿Te gustó la vista? ¡Pensé que no serías capaz de levantarte!"

"¡Muy divertido! No pude encontrar el bolígrafo de inmediato".

Lena estaba avergonzada por todo el asunto. No podía pensar en una mejor respuesta. En el momento en que envió el correo electrónico, supo que Sarah se daría cuenta de su mentira.

Sarah sonrió al leer la respuesta.

"Entonces, ¿en qué grietas profundas y peludas se ha estado escondiendo?"

Ambos se miraron y se rieron, lo que provocó un movimiento de cabeza desde el otro lado de la oficina.

Las dos mujeres hicieron el resto del trabajo durante el resto de la tarde antes de que Lena se dirigiera al departamento de contabilidad financiera con la carpeta de firmas.

Bajaré y entregaré el último informe de gastos de viaje.

"Entendido. Cuando regreses, probablemente ya me haya ido. Después de eso, mi casera vendrá a hacer la renovación".

"Cierto, eso es lo que dijiste. Te deseo una buena noche".

Cuando Vera regresó más tarde a la oficina, Sarah ya se había ido.

Había un correo electrónico en su bandeja de entrada.

"¿Mañana también sin bragas?"

Lena volvió a sentir de inmediato este hormigueo indefinible en el área del estómago. Se mordió inquietamente el labio inferior.

A la mañana siguiente se paró frente al armario y examinó su reflejo. Como su jefe aún no estaba en la casa y no tenía otra cita, se había decidido por una falda casual de mezclilla con una camiseta roja.

Se examinó a sí misma y luego caminó hacia la puerta principal. De repente se detuvo.

"¡Oh no importa!" pensó y se dio la vuelta. Se sacó la camiseta por la cabeza, desabrochó el sostén y lo arrojó sobre la cama antes de volver a ponerse la camiseta. Lena respiró hondo antes de meter la mano debajo de la falda y también se bajó las bragas.

Volvió a mirarse rápidamente en el espejo y se sintió aliviada al ver que su camiseta estaba opaca. Solo en una inspección más cercana, el contorno borroso de sus pezones reveló al observador atento que sus senos firmes podían disfrutar de su libertad hoy sin sostén. Antes de que tuviera la oportunidad de cambiar de opinión, tomó rápidamente sus llaves y su bolso y salió del apartamento.

Ella maldijo en secreto a su colega por comenzar este juego infantil.

¿O estaba agradecida?

Lena no podía negar que toda la situación tenía cierto encanto. Cuando pasó por la recepción y subió los escalones hasta el segundo piso, de repente se dio cuenta de que no había vuelta atrás.

Volvió a respirar hondo y luego entró en la oficina.

Unas horas más tarde, su emoción casi había dado paso a algo parecido a la decepción. Sarah había mirado brevemente el tamaño de su busto durante el saludo de la mañana, pero se abstuvo de hacer ningún comentario y no dijo una palabra durante todo el día.

Lena no sabía muy bien cómo lidiar con este sentimiento de decepción.

¿Qué había esperado en realidad?

Las temperaturas en la oficina volvieron a ser insoportables.

De repente, Sarah murmuró algo como "Ya tuve suficiente", se levantó de la silla y encendió el aire acondicionado.

Lena le sonrió y le envió un correo electrónico.

"Eres mi héroe. ¡Gracias!"

Inmediatamente apareció una respuesta.

"¡Realmente me pueden ganar hoy! No veo que nos vayamos a morir de calor aquí, aunque tenemos aire acondicionado".

"Tienes razón", respondió Lena.

"Si empiezas a tener frío, lo notaré por tus pezones duros y bajaré el aire acondicionado de nuevo".

Lena se sonrojó cuando leyó este correo. ¡Así que ella se había dado cuenta!

Luego vino el siguiente correo electrónico.

"No necesitas sonrojarte. Si tuviera senos tan buenos como los tuyos, probablemente solo caminaría en topless. Siempre pensé que usabas flexiones, pero supongo que no las necesitas".

"Gracias por los cumplidos."

"¿Y el resto?"

"¿Qué opinas?"

"No actúes tan ingenuamente. Quiero decir, si también estás desnuda bajo la falda".

Los latidos del corazón de Lena comenzaron a acelerarse. Consideró una respuesta, pero decidió escribir su primer pensamiento.

"¡Échale un vistazo!"

Sarah sonrió y al mismo tiempo dejó caer un bolígrafo debajo de la mesa. Se levantó de la silla y se metió debajo de la mesa.

Lena sintió que su cabeza estaba hirviendo ya punto de explotar. "Dios mío, debo estar tan roja como un tomate", pensó, pero aun así deslizó lentamente su trasero hasta el borde delantero de la silla. Allí abrió los muslos hasta donde la ceñida falda se lo permitía.

Sarah pareció quedarse debajo de la mesa por una eternidad mientras los pensamientos y sentimientos de Lena daban vueltas.

"¿Hola Sarah? ¡Vuelve a subir, lo notarás!"

Justo cuando Lena estaba considerando levantarse e ir a la fotocopiadora, la cara sonriente de Sarah reaparece al otro lado del grupo de escritorios. Se sentó en su silla e inmediatamente comenzó a escribir.

"¡Guau! Eres una verdadera rubia. No tenía idea de que el vello púbico rubio se viera tan sexy. Se te hace la boca agua".

Lena lanzó un pensamiento que, por extraño que parezca, ni siquiera se le había ocurrido antes. Sarah tenía novio, pero eso no tenía por qué significar nada.

Pero, ¿realmente podría preguntarle a su colega y amiga tan

fácilmente? Sus dedos temblaban mientras escribía.

"¿Puedo preguntarte honestamente? ¿Eres lesbiana últimamente?"

Sarah sonrió ampliamente mientras escribía la respuesta.

"¿No, y tú?"

"¡Uhhh, no! ¿Por supuesto que no?"

"Ves, pero sigue siendo divertido, ¿no?"

Lena no podía ni quería negar que era una agradable sensación de hormigueo lo que estaba sintiendo en su cuerpo.

"Tienes razón. Es un poco emocionante".

"¿Encuentras emocionante la definición de emocionante? Tus pezones sobresalen con fuerza a través de tu camiseta".

Lena se miró a sí misma en estado de shock y notó que sus pezones rígidos claramente estaban presionando contra la tela de su camisa.

Luego vino el siguiente correo electrónico.

"No tienes por qué avergonzarte. Yo también estoy bastante excitada en este momento y probablemente iré al baño de damas y lo haré yo misma".

Los ojos de Lena se abrieron cuando leyó este mensaje.

Antes de que pudiera responder algo, Sarah ya se había levantado. Ella sonrió, tomó una pluma Edding gruesa de la mesa de Lena y desapareció de la oficina.

Lena tuvo que respirar hondo primero.

"Si alguien me hubiera contado una historia así, no me creería ni una palabra", pensó, sonriendo.

Sus pensamientos giraban en torno a lo que Sarah estaba haciendo en el baño en ese momento. Incluso jugó con la idea de mirar, pero luego decidió no hacerlo.

Después de unos diez interminables minutos, la puerta se abrió y Sarah volvió a entrar en la oficina. Su tez estaba ligeramente sonrojada y su peinado no era tan bueno como lo había sido hace unos minutos. Lena inmediatamente comenzó a escribir.

"¿Fue divertido?"

"¡No tan bien! Siempre había alguien en la cabaña vecina, no podía desahogarme".

"¡Pobrecita! Por suerte no falta mucho para el final del día. ¿Puedo recuperar mi pluma?"

"¡Si lo quieres de vuelta, tienes que conseguirlo!"

"¿Qué significa eso?"

"Todavía está en mi coño".

Lena, que estaba a punto de tomar un sorbo de su botella de agua, tuvo dificultades para evitar ahogarse.

"Estás bromeando ahora, ¿no?"

"Échale un vistazo."

Lena miró a su colega con incredulidad.

¡Eso fue totalmente loco!

Pero también muy emocionante. Lena miró discretamente por encima del hombro hacia los tres tenedores de libros, que miraban fijamente sus monitores.

Lena respiró hondo antes de deslizarse lentamente de su silla y meterse debajo del escritorio.

Sarah se había deslizado hacia atrás hasta el borde delantero de su silla y abrió las piernas.

Aquí, debajo de la mesa, la temperatura parecía unos grados más alta que en el resto de la oficina.

Pequeñas gotas de sudor comenzaron a formarse en la frente de Lena. Quería volver a levantarse lo más rápido posible, antes de que alguien se diera cuenta de lo que estaba pasando.

Lena se arrastró lentamente hacia los muslos abiertos de Sarah y pronto se dio cuenta de que en realidad no había estado mintiendo.

Alrededor de una pulgada del alfiler se asomó entre sus labios. Aunque tenía prisa, Lena tuvo que admirar la vista durante unos segundos. Luego extendió la mano lentamente y logró agarrar la punta del bolígrafo a pesar de sus dedos temblorosos.

Justo cuando estaba a punto de sacar con cuidado el bolígrafo de su vagina, cerró las piernas de modo que la mano de Lena quedó atrapada entre sus muslos.

Sarah no apretó las piernas con mucha fuerza, pero Lena todavía sentía claramente la carne caliente a ambos lados de su mano. Lena retiró la mano un poco más fuerte y se acarició los muslos.

Le parecía que había estado debajo de esta mesa durante mucho tiempo. Aun así, lamentaba no poder tocar más la piel cálida y suave de su colega.

Se arrastró hacia atrás y se recostó en la silla de su oficina.

Sarah le sonrió desde el otro lado de la calle y ya estaba escribiendo el siguiente mensaje.

"¿Encontraste lo que buscabas?"

"Claro, la selección de coños peludos negros con un bolígrafo en ellos no era tan grande debajo de la mesa".

"Tu mano entre mis piernas se sintió genial".

La garganta de Lena estaba seca. Tomó otro sorbo profundo de su botella de agua antes de responder.

"Tus muslos se sentían suaves y tiernos".

"¡No creerías lo caliente que estoy ahora mismo!"

Los dedos de Lena se cernieron sobre el teclado de nuevo. Apenas se atrevió a escribir la pregunta que tenía en la punta de la lengua. A pesar de que su pregunta era solo de dos palabras, se sintió como si la hubiera escrito mal diez veces, pero finalmente las dos palabras aparecieron en su pantalla y presionó enviar.

"¿Sobre mí?"

Lena pudo ver cómo Sarah cerraba los ojos por un momento y tuvo que recomponerse antes de responder.

"Si estuviéramos solos, me gustaría saltar sobre ti ahora mismo".

Lena no respondió, pero miró profundamente a los ojos de su colega. Podía ver tanto deseo en los rasgos de Sarah que no dudó ni por un segundo que lo decía en serio.

Lena escribió su respuesta.

"¡Puedes hacer lo que quieras conmigo!"

Sarah puso los ojos en blanco y se mordió el labio inferior.

"Me gustaría chupar tus duros pezones. Se han estado riendo de mí así todo el tiempo".

Lena sonrió y se pasó la mano por el cuello. Para alguien que solo la miraba, parecía que se estaba rascando el escote ligeramente debajo del cuello, pero estaba acariciando su pezón derecho con el dedo anular.

Sarah podía observar esta fricción de cerca.

"Si sigues así, tus tetas están a punto de perforar la tela, cariño".

Lena escribió su respuesta.

"Estoy seguro de que te gustaría eso".

De repente se puso inquieto en la oficina. Era la hora de cerrar, la mayoría de los empleados despejaron sus escritorios y se dirigieron a las salidas.

Lena miró su reloj y se sorprendió de que en realidad ya eran las 4:00 p. m. ¡Qué rápido pasa el tiempo cuando estás ocupado con cosas emocionantes!

Lena y Sarah se miraron profundamente a los ojos sin palabras.

Después de minutos aparentemente interminables, toda la oficina parecía haberse vaciado.

Cuando las puertas se cerraron, hubo un silencio sin aliento en la oficina.

Solo se escuchaba el suave zumbido del aire acondicionado.

Lena y Sarah todavía se miraban a los ojos. Eventualmente, fue Sarah quien, sonriendo, comenzó a deslizarse fuera de su silla y se arrastró lentamente debajo de la mesa.

Lena inconscientemente contuvo la respiración.

Su corazón latía rápido ya que casi podía sentir a Sarah acercándose lentamente debajo de la mesa. El tiempo pareció detenerse a su alrededor hasta que de repente sintió unos dedos acariciando sus pantorrillas.

Sarah acarició lentamente desde los tobillos hasta la rodilla y luego lentamente hacia abajo de nuevo.

Lena ya tenía la sensación de estar bajo el poder. Los dedos de Sarah parecían arder contra su piel. Se relajó tanto como pudo y comenzó a masajear ambos senos a través de la tela de su camiseta.

Sarah ahora estaba acariciando el interior de sus muslos. Cuando Lena ya creía que no podía aumentar este sentimiento, ¡se le enseñó mejor!

Sarah comenzó a cubrir sus piernas con suaves besos.

Lena dejó escapar un gemido bajo cuando de repente la puerta de la oficina se abrió de golpe. La persona que entró no pudo ver inmediatamente a las dos mujeres.

Sorprendida, Lena rápidamente se quitó las manos de la camisa, acercó la silla un poco más al escritorio y simuló mirar fijamente la pantalla.

Sarah había detenido sus caricias pero permaneció escondida debajo del escritorio.

Un empleado dejó algo en su escritorio.

"Dios mío, me estoy volviendo viejo y torpe. ¡Ahora casi voy al cumpleaños de mi sobrino y dejo su regalo aquí!"

Su escritorio estaba del lado de Lena.

"¿Sarah ya se fue?"

"Uh, sí, hace solo dos minutos", mintió Lena.

"Qué raro, ni siquiera la vi en el hueco de la escalera. Bueno, supongo que yo también me estoy quedando ciego".

Mientras la mujer sacaba el regalo envuelto de su cajón e intentaba guardarlo en su bolso, Lena de repente sintió que Sarah le besaba las piernas debajo de la mesa.

El corazón de Vera estaba en su garganta.

La mujer seguía jugueteando con su bolso mientras la lengua de Sarah acariciaba sus piernas.

Lena apretó los puños. Necesitó todo su autocontrol para no gemir en voz alta.

Finalmente la mujer guardó el regalo en su bolso y se despidió.

Tan pronto como la puerta se cerró, Lena dejó escapar un gemido bajo que no pudo contener. Se relajó en su silla y se apartó un poco del escritorio.

Sarah besó y lamió las piernas de Lena lentamente hacia arriba hasta que su cabeza apareció debajo del escritorio. Dejó que sus manos vagaran más arriba hasta que llegaron a agarrarse por debajo del dobladillo de la camisa de Lena.

"¡Estás completamente loco! ¿Lo sabes?"

"¡Sí! Estoy loca por tu cuerpo caliente, cariño".

Sarah jugó un poco con la camisa de Lena y lentamente metió los dedos debajo de la tela.

"¿Puedo?"

"Puedes hacer lo que quieras conmigo".

Sarah no necesitó que se lo dijera dos veces e inmediatamente comenzó a subirle la camisa a Lena. Ella misma salió a rastras de debajo del escritorio, lo que puso su cabeza más o menos al mismo nivel que los pechos de Lena.

Lena se sujetó la camisa por el cuello para poder bajársela rápidamente en caso de que volvieran a recibir una visita sorpresa.

Sarah comenzó a acariciar los dos senos de su colega al mismo tiempo, rodeando los pezones con los dedos. Lena estiró las piernas a derecha e izquierda, echó la cabeza hacia atrás y comenzó a gemir suavemente.

Finalmente, Sarah se acercó lentamente, sacó la punta de la lengua y lamió con cuidado el pezón izquierdo de Lena.

Luego se volvió más exploradora, dejando que su lengua bailara alrededor de los duros pezones y comenzó a chupar.

Lena acarició el cabello negro de Sarah con su mano libre y tuvo que controlarse para no gemir en voz alta ante este tierno toque.

Si bien era poco probable que alguien en el pasillo la escuchara, no quería tentar a su suerte.

"¿Eso se siente bien?" Sara respiró.

En respuesta, Lena agarró la parte posterior de la cabeza de su colega y volvió a presionar sus senos con fuerza, lo que ella reconoció con un gruñido de satisfacción antes de continuar chupando los pezones.

De repente, Lena sintió que las manos de Sarah subían por sus piernas y luego desaparecían lentamente bajo su falda corta. Justo antes de que los dedos alcanzaran su centro de placer, se detuvo y comenzó a rascarse suavemente el interior de los muslos con las uñas.

Cuando los dedos de Sarah tocaron su vagina húmeda por primera vez, Lena sintió que algo estaba a punto de explotar entre sus piernas.

Todo su cuerpo se estremeció.

Sarah lentamente comenzó a acariciar su clítoris. al mismo tiempo chupaba sus pezones. Usó su dedo medio para ayudarse. Después de masajear el clítoris durante un rato, deslizó lentamente los dos dedos entre sus labios.

¡Lena se encabritó con deleite!

Sarah comenzó a penetrarla con ambos dedos. Sus movimientos se hicieron cada vez más rápidos. Cuando Lena fue invadida por un poderoso orgasmo, tuvo que apretar los dientes para no gritar su lujuria en voz alta en la oficina.

Finalmente, Sarah lentamente sacó sus dedos de la vagina de Lena y lamió sus dedos con deleite.

"Hmmm, definitivamente tienes ganas de más. ¿Puedo jugar con mi lengua en tu dulce coño?"

"Puedes hacer cualquier cosa. Tómame, úsame, ¡soy solo tuyo! ¡Pero también quiero ver, sentir y probar algo de ti!"

Lentamente deslizó la silla al suelo y suavemente empujó a Sarah hacia atrás.

"Si alguien entra, diremos que vamos a encontrar una lente de contacto", explicó Lena mientras se acomodaba lo más posible junto a Sylvia y lentamente comenzaba a subirle la camisa.

Finalmente, empujando la tela hasta su cuello, Sylvia se tomó un momento para admirar el estómago plano y los senos perfectamente formados de su colega. Mientras acariciaba tiernamente su estómago, se dio cuenta por un momento de lo irreal que era la situación en la que se encontraba.

Estaba en un edificio de oficinas abarrotado con su colega debajo de su escritorio y estaba a punto de hacerle algo. ¿De verdad querías hacer esto?

La respuesta ya estaba clara para ella antes de que la pregunta cruzara por su mente. ¡Ella quería hacerlo y lo haría!

Sus dedos vagaron lentamente sobre el vientre plano de Sarah y se acercaron a sus tiernos senos. Cuando sintió la carne tierna, finalmente supo que no se arrepentiría de embarcarse en esta pequeña aventura.

Se inclinó y comenzó a lamer sus pezones. Por el rabillo del ojo notó que Sarah había deslizado una mano entre sus piernas y estaba masajeando su vagina.

Soltó sus pezones brevemente y miró a Sarah.

"¡Déjalo! Ese es mi trabajo. Tu coño es mío".

Con estas palabras empujó la mano de Sarah a un lado y comenzó a trabajar en la vulva húmeda con los dedos.

Al igual que Sarah le había hecho antes, se concentró primero en el clítoris antes de deslizar los dedos más y más profundamente en su raja húmeda antes de penetrar con dos dedos.

Sarah comenzó a respirar más profundamente y con más fuerza.

"Oh, eso es tan agradable. Fóllame más fuerte" gimió.

Lena empujó sus dedos más fuerte y más profundamente en su vagina.

"Ah, eso es increíble. Tus dedos realmente me llenan. ¡Vamos, jódeme!"

Estimulada por sus palabras, golpeó sus dedos en su vagina más y más fuerte. De repente, sintió que Sarah se alzaba debajo de ella. Un grito escapó de su boca retorcido de placer cuando llegó a su clímax.

Lena ralentizó los movimientos cada vez más hasta que con cuidado dejó que sus dedos se deslizaran fuera de su coño.

Fascinada, observó la humedad de sus dedos antes de lamerlos cuidadosamente con la lengua. Había probado su propio jugo muchas veces antes, pero sentir los jugos de otra mujer en su lengua le dio una patada inesperada.

Lamió con avidez el líquido restante de sus dedos y supo de inmediato que quería más.

Pasó su pierna sobre la cara de Sarah y presionó su vagina contra su boca. Al mismo tiempo, se inclinó hacia adelante y besó el triángulo de vello púbico negro de su colega.

Sarah inmediatamente comenzó a chupar su clítoris. Lena respondió presionando su pelvis con fuerza contra su boca.

Lena buscó los labios húmedos de su colega en el denso arbusto y empujó su lengua. Quería probar y disfrutar el sabor íntimo nuevamente.

Sarah reconoció este trato con un fuerte gemido. Locamente, ella comenzó a follar con la lengua la vagina de Lena.

"¿Te gusta cuando lamo tu coño caliente? ¡Sabes tan delicioso que podría seguir así para siempre!"

Lena no pudo responder. No quería separar su boca de las partes íntimas de su colega. ¡Sabe y huele demasiado bien!

Disfrutó la sensación del aliento caliente de Sarah y su lengua suave y húmeda. Especialmente cuando lamía desde el clítoris hasta toda la longitud de sus labios, parecía estar viendo estrellas.

¡Y luego se anunció otro orgasmo!

Se sintió como una explosión interna extendiéndose desde su vagina a través de todo su cuerpo.

Cuando alcanzó su clímax, todo lo que pudo hacer fue estirar la mano hacia atrás y apretar la cabeza de Sarah firmemente entre sus piernas.

Incapaz de moverse, Lena permaneció en esta posición durante unos segundos mientras sentía que Sarah continuaba hundiendo su lengua profundamente en su vagina.

Cuando Lena hubo superado este shock, finalmente soltó la cabeza de Sarah y notó que su colega tenía que jadear audiblemente por aire.

Lena se inclinó de nuevo, chupó con fuerza el clítoris de Sarah y comenzó a trabajarlo más o menos suavemente con los dientes mientras también metía dos dedos en su vagina.

"¡Oh, sí, perra! ¡Fóllame y chúpame el coño! Sí, continúa ... aaaaaaaarrrgghhhh".

¡Lena sintió que Sarah se encabritaba debajo de ella!

Un verdadero chorro salió disparado entre sus labios. Rápidamente sacó su dedo y lamió la humedad.

¡No quería perderse ni una sola gota!

Ambos yacían sudando debajo del escritorio por unos momentos. Las dos mujeres salieron a regañadientes de debajo del escritorio y se arreglaron la ropa sudada y arrugada lo mejor que pudieron.

Cuando se miraron y notaron el estado de su ropa, ambos comenzaron a reírse sin inhibiciones al mismo tiempo.

3

ESCLAVO EN LA OFICINA!

Mi nombre es Jan Bauer.

Tengo 39 años, tengo una casa en las afueras de Múnich y dirijo una pequeña empresa. Mi oficina está en un edificio comercial en el centro.

Hace seis meses decidí contratar a una secretaria porque el trabajo de oficina empezaba a ser demasiado para mí. Algunas mujeres respondieron a mi anuncio de trabajo y las habría contratado de inmediato debido a su apariencia y figura.

Sin embargo, sus calificaciones me parecían cuestionables.

Entonces la oficina de empleo me envió a Nadine Holzer.

Tenía solo 26 años, pero daba una impresión seria y educada. Cuando le dije que consiguió el trabajo, casi me abrazó de alegría. Tuvo problemas económicos porque su último empleador no pagó salarios durante varios meses.

Fue un verano caluroso.

Nadine solía llevar un vestido de verano aireado y ajustado. Sentado en su escritorio, que tenía una buena vista desde mi oficina, pude ver claramente la forma de sus pechos.

¡Su esbelta figura me emocionó!

Una vez me llamó cuando tenía un problema con la PC. Me puse detrás de ella y me incliné hacia delante para controlar el ratón. Su aroma femenino combinado con el calor casi me vuelve loco. Metí la mano en su vestido con mi mano izquierda y sentí su pecho desnudo. Estaba congelada.

Entonces ella se alejó de mí.

"¡Por favor no! ¡No haga eso, Sr. Bauer!"

Eso fue todo con mis avances.

A medida que pasaba el tiempo, me volví más y más cachondo por esta mujer.

¡Exudaba puro erotismo! Ya no podía concentrarme en mi trabajo.

¡Pero ella me defraudó!

Un día sucedió algo completamente inesperado que cambiaría la situación.

"Estoy cenando, Sra. Holzer", la llamó y salió de mi oficina.

Cuando salía del edificio de oficinas, me di cuenta de que había dejado mi billetera en mi escritorio.

Di media vuelta y tomé el ascensor de regreso.

Cuando entré en la antesala, noté que estaba vacía.

Sorprendido, abrí mi oficina.

¡Mi respetable secretaria estaba a punto de robar dinero de mi billetera!

Cuando me vio, se congeló en estado de shock. Su rostro perdió color y su boca se abrió.

Al principio me sentí enojado, pero luego me vino un pensamiento diabólico. ¡Quería aprovechar esta situación!

"¡Mira! ¡Mi secretaria es una ladrona!"

Toda su cabeza se sacudió y comenzó a llorar.

"Por favor... lo... lo siento", tartamudea, parada allí como una colegiala sorprendida fumando en el salón de clases.

Entré en mi oficina y cerré la puerta detrás de mí. Puse la llave en mi bolsillo.

Luego, lentamente y con confianza, caminé hacia ella.

"Eso significa despido sumario", dije con calma, deleitándome en mi posición de poder. "¡Además, eso significa un cargo por robo!"

Las lágrimas rodaron por sus mejillas y gotearon sobre el escritorio.

¡Me gusta eso! Así que seguí hablando con saña.

"Me aseguraré de que no consigan trabajo en ningún lado".

Ahora es plenamente consciente de las consecuencias de sus actos.

“Por favor, señor, lo siento mucho. Por favor, me arrepiento de lo que hice y estoy avergonzada”, sollozó.

¡Mi pene se puso rígido!

Lo tenía completamente en mis manos y lo sigo saboreando.

"Deberías estar más que avergonzado. Robarle a tu propio jefe, ¿qué tan asqueroso es eso?"

Saqué mi celular del bolsillo de mi chaqueta.

"¡Voy a llamar a la policía ahora!"

Perdió la compostura y me agarró la muñeca.

"Te lo ruego, por favor, te lo compensaré".

"Deberías haber pensado en eso de antemano", respondo enojado.

Traté de apartar su mano.

Cayó de rodillas frente a mí y me agarró el muslo.

"Por favor, no destruyas mi futuro".

¡Mi emoción aumentó inconmensurablemente!

Ella se entregó completamente a mí. Siento el poder, mi miembro palpitaba.

El bulto en mis pantalones era obvio.

"¡Levántate y consigue algo para escribir!"

Decidí abandonar la forma formal de tratamiento y cambiar a "du". Ella obedeció, tomó un papel y, sollozando, anotó lo que le dictaba.

Tengo su declaración de culpabilidad completa firmada. También firmó legalmente un acuerdo adicional. En esto ella accedió a estar sexualmente disponible para mí.

Estaba claro para mí que esto no era legalmente válido.

Pero no me importaba porque ella parecía creerlo.

"Voy a presentarte algunas reglas ahora", digo triunfalmente, reclinándome contento en mi silla.

"Ven y párate frente a mí para que pueda mirarte". Ella obedeció inmediatamente.

Se paró frente a mí con los ojos bajos.

"Primero, gracias por mi generosidad".

Después de un momento de vacilación, respira con timidez.

"Gracias, señor granjero".

"¡Levántate el vestido!" Ordené con severidad.

Su rostro volvió a sonrojarse, pero agarró el dobladillo de su vestido y lo levantó lentamente.

"¡Más alto, perra! Sobre tus caderas".

Ella hizo lo que le ordené. Podía admirar sus bragas blancas. Un triángulo de vello púbico castaño oscuro brillaba a través de la tela ligeramente transparente.

Me dio un placer diabólico humillar a esta mujer.

"¡Quítate los calzones!"

Agarró el elástico con los pulgares y se bajó las bragas. Le tendí la mano e inmediatamente me entregó sus bragas.

Inhalé el aroma de sus bragas triunfalmente.

Con un movimiento de mi mano le ordené que volviera a levantarse el vestido. Finalmente pude mirar su vagina peluda.

Estaba visiblemente avergonzada de estar frente a mí tan desnuda.

"¡De ahora en adelante ya no usarás bragas en la oficina! ¿Está claro?"

"Sí, entiendo", respondió ella tímidamente.

"A partir de ahora tienes que dirigirte a mí como 'Señor', ¿entiendes?"

"Si señor."

"Puedes ocuparte de mi polla ahora".

Me recliné en la silla de mi oficina y le di una mirada autoritaria.

Se arrodilló frente a mí, me desabrochó los pantalones y los bajó con mis shorts. Mi pene duro se balanceó hacia ella.

"¿Que estas esperando?" pregunté enojado.

Miró ansiosamente mi miembro palpitante y tentativamente lo colocó sobre mi eje.

"¡Ahora puedes pedirme amablemente que se me permita ponerlo en mi boca!" dije irónicamente.

Ella me dio una mirada descarada por un momento, pero inmediatamente bajó los ojos.

"Te pido permiso para poner tu miembro en tu boca, Señor", susurra suavemente.

"Bueno, entonces, si eres tan amable de preguntar, te dejaré".

"Gracias, señor", dijo Nadine cortés y sumisa.

Abrió la boca y empezó a lamerme el glande con la lengua. Sentí que rodeaba la punta de mi pene.

Escuché sonidos de succión y sorbos mientras ella bombeaba mi vara resbaladiza hacia arriba y hacia abajo con su mano.

Luego chupó mi polla dura hasta el fondo de su boca y movió la cabeza de un lado a otro.

"¡Sí, lo estás haciendo muy bien, pequeño cabrón!"

Agarré su cabeza con ambas manos y empujé mi pene tan adentro de su garganta que se atragantó y trató de alejarse.

¡Pero ella no lo logró!

Determiné el ritmo y la follé hasta el fondo de su garganta.

Su saliva goteaba de las comisuras de su boca. Apenas podía respirar. "Ahora trágatelo todo, perra", gemí en voz alta, bombeando mi semen hasta el fondo de su garganta.

Jadeó y jadeó, pero se lo tragó todo.

"¡Puedes agradecerme por mi donación de esperma!"

"Gracias, señor", respondió ella sumisamente.

"Por favor, por favor", respondí. "¡Ahora de vuelta al trabajo contigo!"

Después de algunas llamadas telefónicas, salí de la oficina para ir a comer. Cuando vi a Nadine sentada en su escritorio, no pude resistir acercarme a ella por detrás. Bajé los tirantes de su vestido sobre sus hombros, dejando al descubierto sus pechos.

Luego lo agarré con ambas manos y pellizqué con fuerza sus pezones.

"Voy a comer ahora", le susurré al oído. "Tú, perra, seguirás trabajando. Tu hora del almuerzo se cancela hoy, has sido una chica mala".

Acabo de morderle el lóbulo de la oreja. Luego salí de la oficina.

Después de dos horas volví y encontré a Nadine trabajando duro. Me acerqué a ella y la agarré del cabello con fuerza.

"¿Qué pasó mientras tanto?"

Ella me miró con ansiedad.

"Lo escribí todo y lo puse en su escritorio, señor", respondió ella sumisamente.

La dejé ir y desaparecí en mi oficina. Hice algunas llamadas allí. Después de media hora llamé a Nadine.

Puse mis piernas sobre el escritorio y le sonreí.

"Cierra la puerta y ven y dime por qué querías robar mi dinero".

Las lágrimas inmediatamente corrieron de sus ojos nuevamente.

"Tengo grandes problemas de dinero. Mi cuenta está sobregirada, el banco confiscó mis tarjetas. Ya no sabía qué hacer. Por favor, disculpe, nunca debí haber hecho eso".

"No puedes excusar tu pésima acción con eso. ¿Por qué no me pediste ayuda?"

"No me atrevía", se lamentó.

"Date la vuelta, perra", le ordené.

Ella sacudió la cabeza con ansiedad. Extendí la mano y le di una bofetada en la cara con la palma de mi mano.

Ella gritó de dolor.

"¡Desnúdate!"

Era tímida, pero cuando la miré con enojo, rápidamente comenzó a abrirse el vestido.

Me senté en la silla de mi escritorio con gusto y la observé.

"Adelante", la animé.

Solo estaba de pie frente a mi escritorio en bragas y sujetador.

"¡Muéstrame tus tetas calientes!"

Nadine le tocó la espalda y desabrochó el broche de su sostén. Sus pezones sobresalían rígidamente de sus pechos.

¡Ella estaba emocionada!

"Vamos, quítate las bragas", le ordené.

Lentamente bajó sus bragas sobre sus nalgas firmes. La fina tela se deslizó por sus piernas y aterrizó en el suelo.

Ahora mi linda secretaria estaba completamente desnuda frente a mí.

Miré su triángulo púbico y me pareció ver su vulva hinchada entre ellos.

"¡Siéntate en el escritorio con las piernas separadas!"

Ella hizo lo que se le ordenó.

Ahora podía ver sus labios, que se separaron ligeramente. Un poco de humedad ya estaba goteando de su vagina.

Me levanté y me desabroché los pantalones, mirándola severamente a los ojos.

¡Mi polla estaba dura!

Caminé lentamente hacia ella, con mi pene moviéndose, y agarré una regla de plástico larga que estaba sobre mi escritorio.

Giré la regla ligeramente y la golpeé en la aurícula derecha de su pecho. Su pezón se puso aún más rígido y se puso rojo.

Nadine gimió de dolor.

Golpeé de nuevo. ella gimió.

Miré entre sus piernas. La humedad había aumentado claramente. La humedad goteaba de sus labios.

Nuevamente estiré la mano y la golpeé justo en su vagina esta vez. Me había golpeado el clítoris y los labios gruesos.

"Auuaaaaaa", gritó Nadine, pero gimió al mismo tiempo.

"¡Gracias, perra!"

"Gracias, Señor, por golpearme", respiró ella.

"¡Pídeme que te folle!"

"¡Fóllame!"

Giré la regla ampliamente y abofeteé sus pezones con fuerza.

"¡Deberías preguntarme!"

"Por favor, señor. Sería muy feliz si me follaran".

Tuve que sonreír.

Qué hermoso día.

Agarré sus piernas, las coloqué sobre el escritorio y las separé lo más posible en esta posición.

Luego me paré justo en frente de ella, agarré mi dura polla y la empujé lentamente entre los labios de su coño.

Penetraba más y más profundamente en mi secretaria.

¿Cuánto tiempo había soñado con esto?

Se sentía como lo que estaba esperando.

Simplemente maravilloso.

Estaba apretado, cálido y muy húmedo.

Sin más dilación, comencé a follarla.

dentro y fuera dentro y fuera

Sal cada vez más rápido.

Nuestros cuerpos aplaudieron uno contra el otro.

Empezó a gemir y cerró los ojos.

Eso no me gustó, así que volví a golpear sus pezones con fuerza con la regla.

"¡Mírame a los ojos, perra!" le ordené.

¿Qué podría ser mejor que mirar profundamente a los ojos de una mujer durante el sexo? Encuentro este contacto particularmente íntimo.

La estúpida vaca quería cerrar los ojos. ¡Eso no es posible!

Entonces sentí que mi orgasmo se acercaba.

Toda la situación, la sensación de poder me puso demasiado caliente. Saqué mi pene de su vagina, volví a colocar mi prepucio sobre el glande y mi esperma ya estaba saliendo.

Golpeó su estómago plano y se veía fuerte.

Si ella había venido no me parecía importante.

¡Su único trabajo era darme placer!

Mi respiración se calmó lentamente. Deslicé mi polla de nuevo en mis pantalones cortos y me abroché los pantalones.

¡Miré a mi chica, mi esclava sexual!

"¡Eso fue solo el comienzo!" Susurré.

"¿Puedo levantarme para limpiarme, Señor?" preguntó sumisamente.

Asenti. Nadine se levantó y desapareció en el baño.

Qué maravilloso día de trabajo en mi oficina.

¡Debe haber muchos más por venir!

4

¡LA PRIMERA LECCIÓN!

"¡Dios mío! ¿Son realmente buenos para algo?"

Me volvió a gritar, ¡ese mono descerebrado!

Pensé en un gorila golpeándose el pecho para enfatizar su rugido y sonreí para mis adentros.

"¡Tu sonrisa desaparecerá!" me amenazó y se acercó mucho a mí.

Por un momento nuestras miradas se cruzaron. Sentí una sensación extraña. Sus ojos eran tan fríos. ¿Era miedo?

No pude ubicarlo.

¡Maldito! Pero realmente olía demasiado bien.

¿¡Si no fuera el socio menor de mi jefe y por lo tanto mi superior!? Déjate de tonterías, pensé para mis adentros. Es uno de esos machos odiados.

Me apresuré a completar las tareas que me habían sido asignadas, con la esperanza de obtener su satisfacción. ¡Lo cual, por supuesto, era casi imposible!

"¿Tengo que encargarme de todo yo sola? ¿Usas la cabeza para pensar o solo para verte bonita?" maldijo de nuevo.

Un ligero hormigueo se extendió por mi nariz, lo que me anunció que las lágrimas estaban a punto de salir.

Simplemente no podía soportar que me trataran injustamente. Y allí estaban. ¡Ahora cálmate!

No le das la satisfacción. A pesar de que estaba razonablemente en control, sabía que mis ojos brillaban húmedos mientras me miraba.

El lo nota. Su expresión facial cambió.

Mi desafío ganó. ¡Tiré los archivos a sus pies!

"¡Fóllame!" espeté, girando y saliendo de su oficina con enojo.

"¡Como desées!" gritó imperiosamente detrás de mí.

Bien hecho, resonaba en mi cabeza. ¡Era solo tu jefe!

Solía tener ese trabajo.

Después de que le dije a mi colega sobre una fuerte migraña, me ofreció irme a casa temprano. Ella se haría cargo de mi trabajo.

Ahora yacía maldiciendo en mi sofá.

Enojada con el señor Importante, enfurecida por mi comportamiento, maldiciendo mi orgullo, horrorizada por mi temperamento.

Me desperté a las 2 am y tengo en mi mente la cara de estúpido de mi jefe.

¡Imbécil! Ahora ya me persigue en mis sueños.

trabajo de mierda!

En siete horas tenía que volver a estar frente a él.

Si todavía tenía un trabajo, estaba un poco inseguro.

Cuando sonó mi despertador, salté rápidamente a la ducha, me vestí y conduje tambaleándome a la oficina.

¡Fue como un déjà vu!

Misma oficina, yo con archivos en la mano, él en mi escritorio solo... algo era diferente.

Me sentí sumamente incómodo porque peor que sus constantes insultos era la absoluta ignorancia que ahora me mostraba.

"Sobre lo de ayer," comencé, tartamudeando un poco.

Levantó la mano y habló en un tono peligrosamente tranquilo.

"¡Ni una palabra!"

Me quedé en silencio inmediatamente. ¡Este idiota!

¿Qué está imaginando? Me recompuse y traté de controlar mi temperamento. Con cuidado coloqué los documentos sobre su mesa, me di la vuelta y salí de su oficina con la mayor calma posible.

El día pasó sin que él me llamara una vez.

¡Eso nunca había ocurrido antes!

Estaba muy preocupado por mi trabajo, así que busqué en Internet la dirección de la oficina de empleo más cercana.

Pero por ahora acabo de terminar el trabajo. Hasta ahora no hubo terminación en mi mesa. Respiré aliviado y empaqué mi bolso.

Mi colega miró dentro de mi oficina y me dijo, encogiéndose de hombros, que debería ir a su oficina inmediatamente.

Mi primera reacción: oh mierda.

Mi segunda reacción: ¡Qué pendejo estúpido! Me deja en la oscuridad todo el día, esperando hasta que termine.

Ahora todos mis colegas se han ido, no hay apoyo moral.

Tomar una respiración profunda. ¡Es solo un idiota!

Entré en su oficina con la cabeza en alto, deliberadamente sin llamar, la puerta estaba entreabierta.

Sólo estaba encendida la lámpara de su escritorio. La habitación parecía oscura y espeluznante.

Estaba tranquilo. Estaba solo.

Un hormigueo se extendió por mi estómago.

"¿Hola?"

Sin respuesta.

"¿Querías verme?"

¡Nada!

Estúpido, volví a pensar y estaba a punto de girar para salir de la oficina.

¡De repente me agarraron del pelo por detrás!

Antes de que me diera cuenta de lo que estaba pasando, estaba atrapado contra la pared. Su cara estaba justo en frente de la mía.

¡Oh Dios! Que bien olía.

Todavia los tienes todos? Pensé dentro de mí.

Me miró profundamente a los ojos.

Reconocí su ira, un deseo, su excitación y también lujuria.

Pero sobre todo, sentí una ira desenfrenada.

¡Estaba asustado!

Presionó su cuerpo contra el mío y presionó su boca contra mis labios. Siguió un beso salvaje y apasionado.

Sorprendido, lo empujé.

"Que cae..." comencé mi oración, pero fui interrumpido por un movimiento de mano.

"¡Ni una palabra!"

Vino hacia mí otra vez porque lo había empujado lejos de mí. Volvió a agarrarme del pelo y tiró de mi cabeza para que tuviera que mirarlo a los ojos.

No podía moverme, él me abrazó tan fuerte.

¿Quería mudarme en absoluto?

Se inclinó de nuevo y me besó de nuevo.

Lo dejé y disfruté de nuevo este beso forzado.

que se supone que significa eso?

Me obliga a besarme y siento una excitación inexplicable.

¡Le mordí el labio inferior!

Él se estremeció. Sus ojos me miraron.

Lentamente desabrochó un botón de mi blusa.

lo permití.

¿Qué estaba mal conmigo? Pensé en qué hacer, luego me miré sorprendida porque mi blusa ya estaba completamente abierta.

Se me puso la piel de gallina cuando la tela se deslizó suavemente por mis hombros.

¡Mis pezones respondieron rápidamente!

Su mirada cayó en esa reacción y casi esperaba que la tocara. Inconscientemente, levanté mis pechos hacia él, lo que provocó una sonrisa en él.

Noté su sonrisa y quise hacer algo.

¿Solo que?

Desabrochó mi sostén y lentamente lo sacó de mis senos, con cuidado de irritar mis pezones excitados frotando la tela el mayor tiempo posible.

Noté que mi lujuria aumentó y lo miré a los ojos. Su cabeza se inclinó hacia adelante y lentamente su lengua comenzó a rodear mis ahora duros pezones.

Un gemido bajo escapó de mi garganta mientras me entregaba a este placer. Salí de esta felicidad cuando, de repente y sin previo aviso, tenía una cuerda en la mano.

¡Antes de que pudiera reaccionar, mis manos estaban atadas!

De repente me di cuenta de que estábamos completamente solos en el edificio.

¡El idiota podía hacer lo que quisiera conmigo!

De repente sentí miedo y pánico. Pareció reconocer esto y sonrió maliciosamente de nuevo.

Luego agarró mis manos atadas y me tiró bruscamente a una silla. Gründerzeit, un espécimen magnífico, de madera maciza, me atravesó la cabeza.

Desató mi mano derecha, solo para atarlo inmediatamente al reposabrazos. Giré hacia atrás y quise defenderme con mi mano libre. Él la tomó con una mano y la abrazó con fuerza, mirándome a los ojos.

¡Sus ojos me asustaron como la mierda!

Sin decir una palabra, puso mi mano izquierda en el reposabrazos libre y también me la ató.

Mi resistencia disminuyó inmediatamente.

Dio unos pasos hacia atrás, se apoyó en su escritorio y me miró.

lujuria? condescendiente?

"¿De qué trata eso?" tartamudeé ansiosamente.

"Tienes que decir lo que debería suceder ahora", dijo con una sonrisa de complicidad en sus labios.

Luché una batalla interna entre el miedo, la codicia, el orgullo y la emoción. Escupe a sus pies, me aconsejó mi cabeza.

Sin embargo, no dije ni hice nada por el estilo.

"¡Bien! ¡Como quieras!" susurró peligrosamente.

Se quitó la chaqueta y vino hacia mí. Sacó un paño de un bolsillo y me vendó los ojos.

Lo escuché caminar lentamente alrededor de la silla y de repente me sentí terriblemente a merced de él.

¿En qué estabas pensando?, pensé para mis adentros cuando noté su mano en mi rodilla.

¡Ella se deslizó lentamente arriba!

Noté que mi entusiasmo aumentaba y esperé más toques.

"¡Dilo! ¿Qué quieres?" él susurró.

¡Yo estaba en silencio!

"¡Dime que quieres!" el Repitió.

No dije nada porque no podía decirlo.

Su mano se deslizó lentamente más y más alto. Involuntariamente estiré mi regazo hacia él, queriendo sentir su toque.

¡Ahora! ¡Instantáneamente!

Se detuvo a pocos milímetros del toque redentor y me rechazó. Su mano cambió de muslo y se deslizó suavemente hacia abajo.

Estaba tan tenso que estaba temblando. Al darse cuenta, me acarició suavemente los brazos, los hombros y el estómago para calmarme.

Funcionó. Me calmé y lo sentí desabrochar el botón de mi falda. Cuando levanté un poco mi trasero, lentamente bajó la falda sobre mis piernas.

Me sentí extraño. ¿Estaba emocionado?

¿Estas loco? sonó brevemente en mi cabeza.

¿Era todavía posible contraatacar?

¿Quería contraatacar en absoluto?

Suavemente volvió a acariciar mi estómago, mi cintura, mis caderas, hasta mis muslos y de nuevo hacia atrás, siempre con cuidado de no tocar mis bragas.

¡Fue una agonía! Un tormento glorioso.

Sus dedos se deslizaron por debajo de la cinturilla de mis bragas y suavemente tiraron hacia abajo. De nuevo levanté un poco mi trasero para que le resultara más fácil.

Bajó mis bragas sobre mis piernas.

Mi deseo aumentó.

Con ternura me acarició los pies y me quitó los zapatos de tacón. Los escuché caer. Agarró mi tobillo derecho y lo empujó hacia arriba, haciendo que mi pierna se doblara.

Cuando lo entendí, quise defenderme, pero con suave fuerza me quitó mis casi nulas ganas de resistir.

También ató mi pierna al reposabrazos y repitió esto con mi otro pie.

Estaba tan preocupada conmigo misma y mis sentimientos que no fue hasta unos momentos después que me di cuenta del repentino silencio.

Escuché. Nada. Pasaron los minutos. Nada.

Escuché un movimiento y sentí sus ojos en mi cuerpo desnudo. Mis piernas abiertas y atadas daban una clara visión de mi vida más íntima.

Me sentí mal, a merced, impotente y con miedo.

En resumen, ¡estaba emocionado!

Eso me confundió. No podía ubicar estos sentimientos.

La incertidumbre aumentó y me concentré en mí mismo.

De repente, puso su mano plana en mi área púbica.

Ella yacía allí sin moverse.

Una ola de placer me inundó y comencé a mecer mi pelvis para provocar cualquier movimiento de ella. ¡Fracasado!

Sentir tan cerca esa mano redentora y darme cuenta de que no me estaba dando lo que necesitaba casi me vuelve loco.

Abrí la boca, quería decírselo, pero no pude.

"¡Dime que quieres!" él susurró.

"¡Yo... yo no puedo!" respiré

Tan pronto como la última sílaba se apagó, su mano desapareció.

El latido en mi regazo se hizo más fuerte.

¡Apenas podía soportarlo!

Inconscientemente, seguí tratando de levantar mi mano derecha para tocarme, pero no fue posible debido a la atadura.

De repente, como si fuera una señal, las esposas de esa mano derecha se aflojaron. "¿Tu mano o la mía? ¿Cuál prefieres?" preguntó suavemente.

Estaba completamente confundido. Abrumado con esta situación.

De nuevo me miró.

De nuevo no pasó nada.

Me dejó en el completo caos de mi cabeza y me costó toda la voluntad, pero arañé el apoyabrazos para no traerme la ansiada salvación.

"¡Ya veo!" dijo, atando mi mano al reposabrazos de nuevo.

El completo silencio cayó de nuevo.

Interiormente me maldije por la oportunidad perdida. Nuevamente sentí su presencia con un toque.

Su lengua rodeó mis pezones.

Se enderezaron y se estiraron con avidez hacia su boca.

Lo reconoció con una risa agradable. Luego comenzó a lamerlos, chuparlos y mientras los mordía muy levemente, no pude evitar gemir.

Dejé que mi lujuria se volviera salvaje y él jugueteó con mis pezones hasta que casi llegué al clímax.

¡De repente se detuvo!

De nuevo, pero cada vez más lentamente, mi lujuria se calmó. Me desperté del frenesí en el que me había estado entregando para encontrar los dolorosos golpes en mi regazo.

Mi centro de placer ansiaba satisfacción.

Traté de controlar mi respiración y cuando pude hacerlo a medias, respiró.

"¡Dime que quieres!"

Su cálido aliento acarició mi sensible cuello. Todo dentro de mí quería gritar: "Sácame de mi tormento".

De nuevo esperó.

Yo estaba en silencio.

Su aliento en mi cuello desapareció. Lo escuché caminar. La tela crujió. ¿Su camisa?

Mientras todavía estaba pensando en esto, de repente lo noté entre mis piernas.

Oh dios... sí... ¡por fin!

El doloroso tirón en mi regazo me golpeó con una fuerza desenfrenada.

Comencé a moverme incómodamente al sentir su aliento en mi vello púbico.

Nuevamente estiré mi pelvis hacia él con la esperanza de salvación.

¡Otra vez no fui recompensado!

Me quedé quieto y traté de calmarme, de controlar mi respiración. Justo cuando pude hacer esto, sentí como la yema de un dedo en mis labios excitados.

Gemí en voz alta. La lujuria pura se apoderó de mí. Anhelaba su toque con un deseo incontenible.

Un comienzo de salvación, un fin de tormento.

¡Pero de nuevo no pasó nada!

Abrió mis labios. Sentí lo mojada que estaba. Su cálido aliento sopló sobre mi clítoris.

Me atormentaba a sabiendas por el poder que tenía sobre mí en ese mismo momento y estaba esperando.

¡bastardo! Imbécil.

Mi sentido del tiempo se estaba desvaneciendo.

"Por favor," respiré después de lo que pareció una eternidad.

Por esa palabra, fui recompensado con una oleada de placer cuando comenzó a lamer mi punto más sensible ya chupar mi clítoris. Me retorcí en mis ataduras y gemí.

Mi respiración se hizo más pesada y supe que en unos momentos encontraría mi ansiada salvación.

De repente se detuvo y se alejó de mí.

"¡No! ¡No! Por favor continúa. Quiero correrme", solté antes de que pudiera pensar en ello.

Escuché su risa satisfecha y me sonrojé.

¿Estoy avergonzado?

La tela crujió de nuevo. el metal traqueteó. ¿Sus pantalones?

Me di cuenta de cómo se acercó a mí.

Las esposas en mis piernas y brazos fueron desatadas. Aun así, no me atrevía a moverme. Mi deseo apenas se vio disminuido por la nueva situación, mis sentimientos se derrumbaron sobre mí.

Se inclinó sobre mí.

¡Lo sentí! Lo olí.

Me quitó la venda de los ojos y me miró profundamente a los ojos.

"No tienes que avergonzarte", dijo casi con ternura y me besó, primero suavemente, luego exigente.

Luego soltó mi boca, acarició mi cuello, mis senos, mi estómago hasta mi monte de Venus y nuevamente se acomodó entre mis piernas.

¡Otra vez esta espera!

Me estaba volviendo loco, pero no tenía poder para cambiarlo. Lo sabía. Él lo sabía. Y sabía que si me movía ahora que mis ataduras se habían aflojado, él no me liberaría. Y él sabía que lo tenía.

Su pulgar lentamente comenzó a masajear mi clítoris abultado.

Me miró directamente a los ojos y disfrutó viendo la lujuria, la agonía y el indecible deseo de salvación.

Le devolví esa mirada con una súplica.

El dolor del placer amenazó con abrumarme.

Cada vez que estaba a punto de llegar al clímax, se detenía.

Hasta que me tuvo donde me quería.

¡Quería sentirlo!

Estaba ansiosa por su polla dura y palpitante de pie entre mis muslos. Quería sentir su lujuria, que me daría la certeza de que yo también le había dado algo.

En ese momento, mientras miraba su pene duro con lujuria, entró en mí.

Fue un empujón violento y exigente1

Empujó su dura polla hasta el fondo de mi vagina.

Un largo, fuerte y liberador gemido escapó de mi garganta. Me lo quitó de nuevo, solo para empujarlo de nuevo dentro de mí unos momentos después.

Rápidamente encontramos nuestro ritmo.

Me golpeó profundo, duro y conmovedor al mismo tiempo.

Parecía estar flotando, mis sentidos desvaneciéndose cuando se anunció mi clímax. En ese momento bombeó su cálido esperma en mi vagina.

Descargamos nuestra lujuria con un fuerte grito de salvación.

Se separó suavemente de mí y solo ahora me atreví a relajar mis piernas y brazos. Me abrazó hasta que mis temblores disminuyeron y el sentimiento de debilidad y vergüenza ya no amenazó con abrumarme.

Luego se levantó, caminó lentamente hacia su escritorio donde sus cosas estaban prolijamente ordenadas y comenzó a vestirse.

No dijo una palabra.

Confundido, recogí mis cosas. Cuando estuve completamente vestido de nuevo, nuestros ojos se encontraron.

Es triunfante, el mío cuestionando.

Empezó a sonreír, era una sonrisa arrogante.

"¡Tarde o temprano tendré a todos donde quiero!" dijo, sus ojos irradiando el tipo de arrogancia que tanto odiaba.

Mi orgullo ofendido me guió mientras levantaba mi mano reflexivamente para abofetearlo en la cara.

Él la atrapó, la sostuvo, empujó mi brazo hacia abajo, se acercó mucho a él y me miró directamente a los ojos.

"¡Así son las cosas! Sigue siendo una mujer fuerte y segura de sí misma. ¡Ya estoy deseando que llegue la próxima lección!" con una risa diabólica.

"Nunca más", gruñí de vuelta con enojo. "¡No hasta que el infierno se congele!"

"Puedes irte", dijo. "Haré que venga para la próxima lección. ¡Ahora cierra la puerta detrás de ti!"

Mis ojos lo miraron con enojo, pero él no se dio cuenta cuando se volvió hacia los archivos en su escritorio.

Así que no tuve más remedio que dar la vuelta y salir de la oficina. En la puerta, me giré para cerrar la puerta y vi que su mirada se apartaba de la mía.

Él había sonreído.

¿Estaba ya ansioso por la próxima lección?

¡Decidí averiguarlo en los próximos días y salí del edificio a altas horas de la noche con esos pensamientos en mente!

5

¡USADO POR EL JEFE!

Jan había sido aprendiz en una oficina de asesoría fiscal en una pequeña ciudad bávara durante casi tres meses.

Después de graduarse de la escuela secundaria, aplicó aquí y fue seleccionado entre más de treinta solicitantes.

Quizás también porque su madre y la mujer del contador se conocían desde que eran niñas. En repetidas ocasiones le había comentado a su esposo lo diligente y capaz que era Jan cuando seleccionaba a los candidatos, hasta que finalmente accedió y, en lugar de una niña, contrató a un aprendiz masculino por primera vez.

Jan era realmente un joven ambicioso y acababa de cumplir 18 años. Su jefe, que aparte de él era el único hombre en la asesoría fiscal, que contaba con ocho empleados, le exigía el doble de esfuerzo.

El día anterior su jefe había ido a un seminario. Mientras tanto, su esposa, Katrin Berger, quien también era asesora fiscal, dirigía la oficina.

Como único hombre entre tantas mujeres, Jan no lo tuvo fácil y estaba feliz cuando la jornada laboral llegaba a su fin. Con demasiada frecuencia, las mujeres hacían insinuaciones lascivas y se partían de risa cuando Jan apartaba la mirada avergonzada y se sonrojaba una y otra vez.

Si bien conocía bastante bien la teoría sobre el amor físico y el sexo, nunca había tenido una novia para probarlo consigo mismo, probablemente porque era un poco tímido y tenía miedo de que las chicas se le acercaran.

Pero había sido un día de trabajo tranquilo en general, hasta que de repente, poco antes de la hora de cierre, la jefa salió de su oficina y se dirigió resueltamente al escritorio de Jan.

Katrin Berger ya tenía poco más de cuarenta años, calculó, ya que debía tener la misma edad que su madre. Estaba muy bien arreglada y era atractiva, con una figura que no solo las otras mujeres en la oficina solo podían envidiar. Llevaba suelto su cabello rubio claro, ligeramente ondulado, que a Jan le gustaba especialmente.

Llevaba un blazer negro ajustado sobre una blusa blanca. A juego con una falda negra ajustada que dejaba al descubierto gran parte de sus piernas largas y delgadas envueltas en medias de nailon negras.

Con sus zapatos negros de tacón alto, se pavoneó hacia Jan con pasos confiados y colocó una hoja de papel DIN A4 escrita a mano sobre su escritorio.

"¿Podrías escribir eso para mí rápidamente?" le preguntó sonriendo y añadió. "A menudo golpeo las teclas equivocadas con mis largas uñas y no quiero romperlas también. Si tarda un poco más, mañana puedes ir antes".

"No hay problema, Sra. Berger. Me gusta hacer eso", respondió Jan y de repente miró sus manos delgadas con las que casualmente se apoyaba en su escritorio.

Sus uñas, pintadas de un rojo brillante, realmente habían crecido mucho, pero estaban cuidadosamente arregladas y limadas, por lo que era fácil decir que era una mujer rica.

Cuando notó que Jan miraba sus manos con admiración, se inclinó un poco más para que él tuviera una excelente vista de su blusa escotada.

"Eso es muy amable de tu parte. Pensaré en algo para compensarte", casi susurró. "Cuando termines, por favor tráelo a mi oficina. ¿Sí?"

"Por supuesto, Sra. Berger", la llamó rápidamente mientras ella salía de la oficina abierta con pasos orgullosos.

Poco a poco, todos los colegas terminaron el trabajo.

Después de todo, Jan fue el último en llegar a la gran oficina. Tecleó ansiosamente el voluminoso memorándum en la computadora, lo que llevó bastante tiempo.

Después de tres cuartos de hora, terminó e imprimió todo.

Ya estaba oscureciendo afuera cuando Jan atravesó la oficina desierta, con los documentos en la mano, hasta la puerta de su jefe y llamó.

"¡Entra, te estoy esperando!"

Jan entró y cerró la puerta detrás de él.

Se sentó relajada, reclinándose en el sillón ejecutivo de cuero de su marido y encendió un cigarrillo con deleite. Se había quitado la chaqueta y cruzado sus largas piernas con elegancia.

"¿Has terminado? ¡Muéstrame!" dijo en un tono severo y le pidió a Jan que le diera los papeles.

Sin siquiera mirar los papeles, recogió la pila y la rompió en pequeños jirones.

Jan se paró frente al gran escritorio de madera maciza y no supo qué pensar al respecto.

"¿Pero pensé que querías que escribiera eso?" tartamudeó, confundido.

"Tú también lo hiciste bien", respondió ella con una sonrisa de superioridad. "¡Ahora quiero algo más de ti!"

Dio una calada profunda al cigarrillo, frunció los labios y le echó el humo a la cara.

La forma en que sostenía el cigarrillo como una dama entre sus largos dedos y lo chupaba con deleite envió un agradable escalofrío a través del cuerpo de Jan.

La habitación estaba iluminada únicamente por la lámpara del escritorio, pero el cono de luz caía directamente sobre la mujer más atractiva y erótica que podía imaginar: su jefa.

"Por favor, quítame eso y apágalo", instruyó y le tendió el cigarrillo a medio fumar. Jan rodeó el gran escritorio, tomó el cigarrillo y lo apagó en el cenicero.

"¿Te gusta estar con nosotros?" ella preguntó.

—Sí, mucho —respondió Jan cortésmente y vio cómo lentamente comenzaba a desabrochar los botones de su ajustada blusa con sus largas uñas.

"¿Sabes que fui yo quien insistió en contratarte aquí?"

Jan miró fijamente sus firmes senos, que estaban solo medio cubiertos por la tela de su blusa, que estaba casi completamente abierta, con los ojos cada vez más abiertos. "¡Te pregunté algo!" ella siseó severamente.

"¿Como? Sí, no lo sé, señorita Berger".

"Conozco a tu madre desde hace mucho tiempo y me siento un poco responsable por ti, muchacho. Así que hable bien de ti con mi esposo y espero que no me decepciones".

Se bajó la blusa y comenzó a masajear sus senos con sus dedos delgados.

Jan no podía creer lo que estaba pasando aquí.

Su jefe se sentó frente a él y jugó con sus pechos aparentemente sin restricciones.

"Siempre harás lo que te diga, ¿verdad?" preguntó burlonamente, lamiendo sus labios carnosos con su larga lengua.

"¡Haría cualquier cosa por usted, Sra. Berger!"

"¡Así es, muchacho! ¡Con esta actitud llegarás muy lejos!"

Abrió los muslos y extendió las piernas sobre los apoyabrazos de la silla de oficina.

Jan pudo ver que no llevaba bragas.

Podía ver su vello púbico rubio claro afeitado en forma de corazón.

"Mi peluquero hace eso", susurró cuando notó su mirada curiosa.

"Nunca había visto algo tan hermoso", respondió Jan.

"Solía afeitarme completamente limpio, pero eso está fuera ahora. Las mujeres lucen una vez más el vello púbico afeitado en patrones y formas prolijos. ¿Te gusta?"

"Sí, muy bien. Nunca me ha gustado estar completamente rapada", tartamudeó Jan.

Ella le sonrió y acarició sus piernas seductoramente.

"¡Desnúdate y muéstrame tu polla dura!" ordenó en un tono severo.

Jan escuchó y se abrió los pantalones.

"¡Sigue adelante!"

Estaba completamente en sus manos. Como si lo controlaran a distancia, se desnudó por completo. Miró con admiración su enorme pene, que se extendía horizontalmente desde su cuerpo juvenil.

"¡Si hubiera sabido de inmediato que estabas tan bien dotado, habría comenzado tu entrenamiento mucho antes!" murmuró apreciativamente y comenzó a frotar su clítoris con una mano mientras la otra mano masajeaba los pezones erectos.

"¡Quiero verte masturbarte esa hermosa polla!" ella le instruyó con un gemido.

Jan no pudo hacer ni pío.

Como si fuera automático, siguió el pedido de su jefe y agarró su pene completamente erecto con su mano derecha para masturbarse violentamente de inmediato.

"¡No tan rápido, pequeña zorra cachonda!" ella le espetó. "¡Hazlo bien y despacio y amasa tus grandes bolas con la otra mano! ¡Quiero disfrutar de la vista de tu lujuria juvenil el mayor tiempo posible!"

Jan obedeció y redujo la velocidad de sus movimientos.

Gimiendo en voz alta, agarró su abultado escroto con la mano izquierda y apretó sus bolas llenas de esperma.

Todo esto siguió a su jefe con ojos brillantes y aumentó cada vez más la irritación de sus genitales altamente excitados. Más y más jugo salió a borbotones de su vagina abierta y corrió por el corto perineo hasta su ano.

Levantó alternativamente los pechos pesados pero extremadamente firmes con una mano y chupó los pezones hinchados con su boca codiciosa. No podía apartar los ojos de su dura polla.

¡Jan pensó que estaba soñando!

Sus ojos devoraron el cuerpo de la mujer, que se retorcía y estremecía cada vez con más violencia, y notó cómo, a pesar de la lentitud de sus movimientos masturbadores, el jugo subía inexorablemente.

"No puedo aguantar mucho más, Sra. Berger", tartamudeó.

"¡Entonces suelta tu polla!" ella ordenó. "¡¡Aún no me he venido, así que tú también te controlarás!!"

Deslizó dos dedos en su vulva y comenzó a follarse a sí misma.

"Puedes continuar. ¡Quiero verte chorrear!"

Jan inmediatamente agarró su polla dura de nuevo y después de unos pocos movimientos bruscos arrojó su esperma a su jefe jadeante.

Completamente exhausta, Jan se derrumbó en el suelo. Su jefe agarró sus manos y las colocó sobre sus senos.

"¡Tu entrenamiento puede comenzar! Aprenderás cómo un hombre puede hacer feliz a una mujer, mi joven chorro".

Jan claramente sintió que sus pezones duros como rocas se clavaban profundamente en sus palmas y comenzó a explorar los firmes senos.

Se sentían suaves pero al mismo tiempo increíblemente apretados.

Jan apenas pudo resistir la tentación de acariciar estos atributos perfectamente formados de su feminidad madura con los labios y la lengua.

"Chupa mis cogollos, pequeña. ¡Déjame sentir cuánto lo anhelabas!"

Ella estiró la parte superior de su cuerpo hacia él. Chupó, lamió y chupó los duros pezones de su jefe.

"Sí, continúa. Lo estás haciendo bien", gimió.

Luego lo empujó y se puso de pie. Se desabrochó elegantemente el cinturón de su falda ajustada y la dejó deslizarse hasta el suelo.

"¡Vuelve a ponerme las bombas!" ordenó a su sirviente dispuesto, levantó lentamente un pie y lo colocó sobre el hombro de Jan arrodillado.

Tomó el zapato derecho y lo deslizó sobre el pie de nailon de su jefe.

Después de que él también se hubiera puesto el otro zapato con el mismo procedimiento, ella se paró frente a él con las piernas separadas. Su mirada se quedó fascinada en su vello púbico rubio.

"¿Te gustaría chuparme el coño?" preguntó con lujuria.

"Oh, sí, por favor, Sra. Berger, ¡eso sería lo mejor para mí!"

"¡Porque has sido tan bueno hasta ahora, puedes saborearlo!"

Deslizó su dedo índice entre sus labios y se sumergió profundamente en su humedad. Luego extendió su dedo húmedo hacia Jan. Él abrió la boca y lamió su jugo de placer.

¡Su polla estaba dura!

Esto no permaneció oculto a sus ojos experimentados.

"¡Veo que tu pene joven está listo para un pequeño tratamiento especial!"

Tiró de Jan por el pelo. Mientras él se paraba frente a ella, ella agarró con fuerza su duro tronco y lo apretó, haciéndolo estremecerse de dolor para liberarse de su agarre.

"Relájate y siéntate en la silla. ¡Ciertamente no te dolerá!"

Llevó a su joven aprendiz a la silla de cuero y lo empujó suavemente sobre el suave cojín.

"¡Recuéstate y disfruta! ¡Ahora te mostraré lo que una mujer real puede hacer con tu varita mágica!" respiró y acarició lentamente la parte inferior del pene que se elevaba abruptamente con sus largas uñas. Su boca abierta con avidez disfrutó del glande brillante. Con ternura, sus labios llenos chuparon la punta palpitante de su polla mientras su mano agarraba amorosamente el eje duro, sacudiéndose hacia arriba y hacia abajo con sentimiento, su otra mano descansaba suavemente sobre su escroto.

Jan gimió en voz alta.

"Eres tan buena conmigo, Sra. Berger", se lamentó.

Ella levantó con cuidado el abultado escroto con una mano mientras su boca succionaba su glande.

Miró a Jan a los ojos con una mirada penetrante.

"Prepárate para las piernas y pon los pies en la silla", le instó ella. Deslizó un poco el trasero hacia atrás, levantó las piernas y apoyó los pies en los amplios reposabrazos acolchados.

En esta posición se sentía como un escarabajo acostado boca arriba. Disfrutaba la sensación de someterse por completo a esta mujer divina.

Dejó que sus manos esbeltas con las garras afiladas se deslizaran suavemente arañando el interior de sus muslos hasta llegar a su parte inferior.

Allí abrazó las nalgas firmes y las separó. Le quitó una mano del culo y se metió el dedo índice en la boca, lamiendo y chupando hasta sacarlo brillante y húmedo.

"¡Respira tranquilo y relájate!"

Pasó la punta de la uña larga de su dedo índice por el perineo, hasta el ano. Se quedó allí por un momento y agarró la base de su cola con la otra mano.

Sus labios estaban a sólo milímetros de su glande.

En el mismo momento en que su cálida y húmeda boca empujó sobre su palpitante glande, su larga uña penetró su roseta y perforó más y más profundamente sus intestinos. Con la misma lentitud su boca tragó su pene.

Jan no sabía si gritar de dolor por la penetración de su recto o de lujuria por la primera cogida en la boca de su vida. Todo lo que pudo lograr fue un aullido incomprensible y se resignó a su destino.

Arriba y abajo, su experimentada boca ahora chupaba más y más fuerte el objeto de su deseo. Cada vez que sentía que su pene comenzaba a sacudirse peligrosamente, hundía su dedo profundamente en sus intestinos resbaladizos nuevamente. Esto impidió su eyaculación.

Luego lo soltó, se puso de pie y se sentó con gracia en el borde del escritorio. Sabía que Jan era irremediablemente adicto a ella.

Ahora era el momento de escalar los picos del placer físico por ti mismo.

"¿Te gustó mi pequeño trato especial?"

Jan se arrodilló frente a su jefe.

"¡Pregúntame lo que quieras!"

"¡Entonces lámeme!"

Levantó sus largas piernas enfundadas en medias negras y las puso sobre los hombros de Jan. Su trasero expansivo se deslizó un poco hacia adelante para que sus labios estuvieran a solo unos centímetros de distancia.

"¡Saborea mi néctar!"

La cara de Jan se hundió profundamente en la vagina húmeda. Su lengua probó su aroma especiado.

Se recostó y se tumbó sobre el escritorio.

Jan gruñó y lamió y chupó los labios hinchados de su jefe.

"¡Ohhhhhhh síaaaa, eso se siente tan bien!" exclamó contenta. "Chupa mi clítoris. Estaré allí".

Su cuerpo se resistió y comenzó a convulsionar.

Cuando recuperó sus sentidos, se enderezó.

"¡Levántate, mi amor!" ordenó alegremente y tiró de él hacia ella. "¡Ahora quiero que metas tu polla dura en mi coño mojado y me folles muy fuerte!"

Ella agarró su pene y condujo su glande palpitante justo en frente de la entrada a su cueva de placer.

Se apoyó en el escritorio con una mano. Jan se inclinó hacia adelante y empujó lentamente su palo de amor en su vaina.

"¡Hazme ahora! ¡Para eso obtuviste el aprendizaje! Vete a la mierda con tu jefe".

Su mano arañó la nalga de él para guiar su ritmo inicialmente incómodo. Martillaba su polla en el coño rebosante de su jefe, que golpeaba con fuerza con cada nueva penetración, con embestidas cada vez más violentas.

Como si estuviera en trance, agarró sus pechos carnosos con ambas manos, que ella estiró tentadoramente hacia él.

"Sí, eso es bueno. ¡Lame mis grandes tetas!"

Jan chupó sus grandes y duros pezones profundamente en su boca. Con cada embestida renovada, sus testículos golpeaban contra sus nalgas.

"¡Tus fuertes palizas me están matando!" ella gritó.

¡Era solo cuestión de unos pocos empujones más y ella alcanzaría el pináculo del placer! Inmediatamente agarró su correa con ambas manos y la presionó firmemente en su conducto vaginal.

"¡Sácalo lentamente y luego vuelve a entrar!"

Hizo lo ordenado.

Empujó su pene profundamente en su vagina con placer, lo sacó de nuevo hasta el glande para penetrarla de nuevo. Repitió esto cada vez más rápido hasta que encontraron un ritmo común.

"¡¡¡Yaaaaaaaaaa!!! ¡Me estás matando!" gritó con lujuria.

La contadora ahora perdió por completo el control de todo lo que hacía, solo quería ser utilizada como una carne crispada.

El orgasmo renovado hizo que su cuerpo perfecto, como si estuviera poseído por demonios sexuales hambrientos, se encabritara salvajemente y colapsara en extáticos espasmos de agotamiento.

Les tomó mucho tiempo volver a la realidad.

"Si deseas continuar tu educación aquí, siempre estás disponible para mí si lo deseo", le dijo con voz fuerte.

"¿Entendido, muchacho?"

"Sí, jefe", respondió sumiso.

Se sentía cómodo en su papel de esclavo sexual sumiso.

Los próximos años serán muy instructivos para Jan.

www.ingramcontent.com/pod-product-compliance
Lightning Source LLC
LaVergne TN
LVHW010606160826
845677LV00013B/3272

* 9 7 9 8 8 4 9 7 9 2 4 8 4 *